Olga Chitrova

Wie schmeckt Ihr Leben?

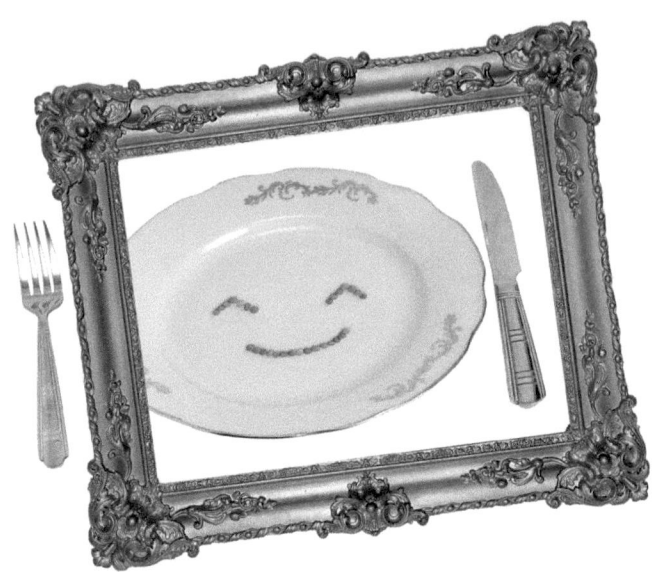

Olga Chitrova

Wie schmeckt Ihr Leben?

„Unser Leben ist wie ein Kühlschrank.
Was du dort hineinlegst, das
wirst du auch später kochen und essen."

Korrektur – Daniela Sobol
Graphische Gestaltung – Tatjana Olencikova und Jan Lotter
Bilder © Roman Chernikov, goldpix – Fotolia.de

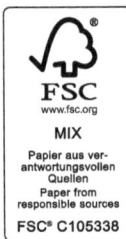

Impressum / Imprint

2. überarbeitete Auflage August 2015
© Olga Chitrova – alle Rechte vorbehalten
Herstellung und Verlag:
BoD - Books on Demand, Norderstedt
ISBN 978-3-7392-9441-4

Vom Autor

Die Idee, das Buch zu schreiben, kam mir an einem sonnigen Frühlingsmorgen. Nach einer ziemlich anstrengenden Zeit hatten mein Mann und ich beschlossen, einen Ausflug an die Mosel – nach Bernkastell – zu machen. Das ist eine traumhaft schöne kleine Stadt mit einer interessanten Geschichte, guten Weinen und einer wunderschönen Landschaft.

Eigentlich schlafe ich bei solchen Ausflügen gerne morgens etwas länger, aber an diesem Tag war ich ungewöhnlich früh wach geworden. Die Sonne war schon aufgegangen, die Vögel sangen und ich entschloss mich sofort, noch vor dem Frühstück einen Spaziergang an der Mosel zu machen. Es war sehr frisch draußen und ich musste in einem flotten Tempo gehen.

Plötzlich roch ich etwas. Es roch nach Karamell, Zitrone, Blumen, Honig und noch etwas. Aber das Merkwürdigste war, dass ich auf einem Weg stand, entlang dessen auf der linken Seite die Mosel verlief und auf der rechten Seite Weinberge lagen. Und nichts mehr.

Es war ein unglaubliches Gefühl: Etwas riechen zu können, aber nicht zu sehen, was die Quelle dieses Geruchs war. In dem Moment sagte ich mir: So soll mein Leben schmecken! Es war der Moment, an dem die Idee entstand, ein Buch über unsere Gefühlsküche zu schreiben.

Zunächst analysierte ich meine eigene „Gefühlsküche" und dann sammelte ich Praxisfälle. Es war nicht immer einfach, ganz ehrlich mit eigenen Gefühlen und Gedanken umzugehen. Nach langer Arbeit hatte ich vor allem das Bedürfnis, mich bei meinen „Lehrern" für das Entstehen des Buches zu bedanken.

Zu meinen besten „Lehrern" gehören alle, die mich in meinem Leben gekränkt, verraten und verletzt haben. Ich meine es ganz ernst! Dank ihnen bin ich heute so, wie ich bin. Dank ihnen habe ich das erreicht, wovon ich nie gewagt hatte zu träumen. Und heute bin ich dank ihnen sehr glücklich!

Es wäre jedoch unfair, mich nicht auch bei anderen wichtigen Menschen in meinem Leben für die Unterstützung zu bedanken. Ich danke meinem Mann für dreißig Jahre Ehe, meinem Sohn dafür, dass ich ihn habe, meiner Mutter für ihre Weisheit und meinen Freunden, der Familie Renate, Daniel und Henry Werk, für die technische und praktische Unterstützung.

Leben Sie stressfrei!

Inhalt

1. Wie schmeckt Ihr Leben? 9
2. Bitter 12
3. Salz 18
4. Pfeffer 24
5. Sauer 30
6. Besondere Gewürze 34
7. Kalt 40
8. Heiß 46
9. Süß 52
10. Nur für die Genießer 58

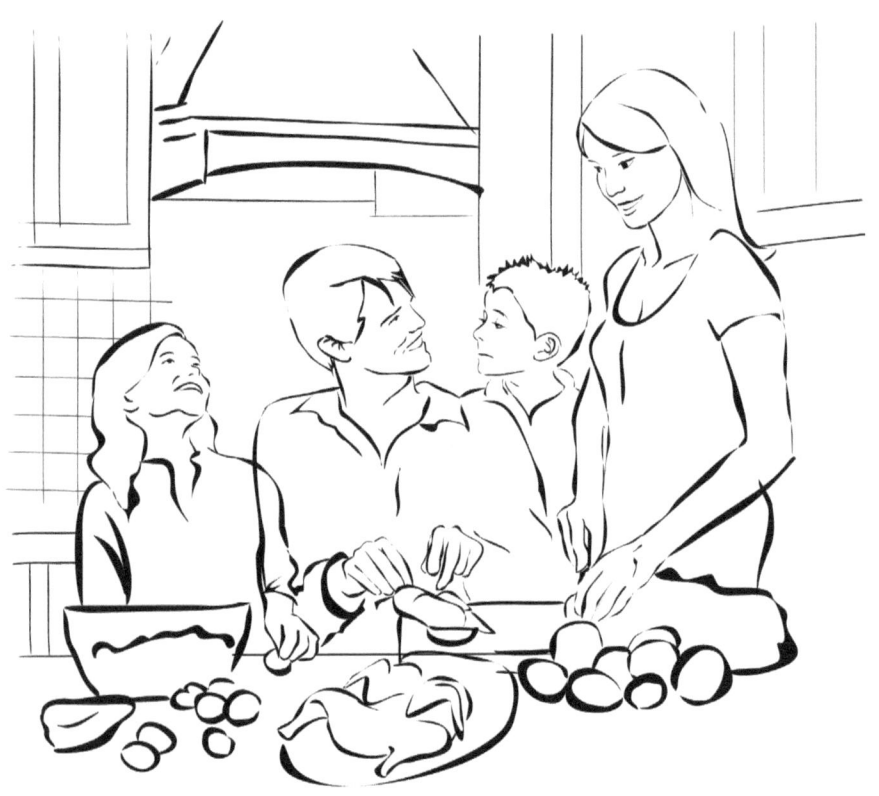

1. Wie schmeckt Ihr Leben?

„Mensch und Maß, vergiss das nicht, müssen sein im Gleichgewicht"
Friedrich Löchner (1915-2013), Deutscher Pädagoge, Dichter und Autor

Sie haben richtig gelesen. Wie schmeckt Ihr Leben? Haben Sie schon einmal darüber nachgedacht? Hat unser Leben überhaupt einen Geschmack? Lassen Sie uns darüber nachdenken …

In der Küche sind wir jeden Tag. Frauen vielleicht mehr, Männer weniger. Es ist sehr individuell, aber wir müssen essen und das bedeutet, wir müssen kochen. Manche machen es sehr gerne, manche nicht so gerne. Aber immerhin ist das Essen in unserem Leben jeden Tag präsent.

Jeder von uns hat auch einen eigenen Geschmack. Manche bevorzugen Fleisch, manche sind Vegetarier, einige mögen Süßes, wieder andere essen gerne scharf. Es gibt so viele verschiedene Geschmacksrichtungen. Jeder hat seine eigenen.

Genau so ist es mit unseren Gefühlen, die unserem Leben den Geschmack geben. Freuen wir uns – dann schmeckt unser Leben wie ein Glas Champagner oder ein Stück Sachertorte oder frische Erdberen oder ein herzhaftes Steak, oder, oder, oder …

Fühlen wir uns verletzt – dann ist alles bitter. Weinen wir – ist alles salzig. Sind wir tieftraurig – dann spüren wir gar keinen Geschmack. Aber egal, wie Ihr Leben schmeckt, Sie sind der Koch! Sie und nur Sie geben die „Gewürze" in Ihr „Gefühlsgericht". Nur der Chefkoch entscheidet, von welchen Zutaten wie viele in den Kochtopf kommen. Und das ist die Kunst des Kochens.

Es ist sehr schwer sich vorzustellen, dass jemand, der noch nie etwas gekocht hat, gleich beim ersten Versuch, ein gutschmeckendes Mittagessen kochen kann. Man muss es zuerst lernen, ein gutes Rezept finden, dann passende Zutaten, die frisch und gut schmecken, aussuchen. Die Proportionen müssen auch stimmen. Ohne Salz oder Zucker schmeckt unser Essen fade, aber wenn wir zu viel davon nehmen, wird es ungenießbar.

Andere Gewürze sollten wir auch nicht vergessen! Manche Gerichte werden durch einen bitteren oder scharfen Akzent erst interessant. Das richtige Maß ist ausschlaggebend. Nur so können wir das Essen genießen.

Und das Wichtigste ist – es muss nicht unbedingt vom ersten Mal an gut klappen. Kochen muss man lernen, durch Experimentieren, Probieren und Wiederholen. Aber nie aufgeben, wenn es mal nicht gleich funktioniert. Erst dann können wir mit unserem „Lebensgericht" zufrieden sein.

Wie können Sie erfahren, was Glück bedeutet, wenn Sie noch nie traurig waren? Wie können Sie Lachen genießen, wenn Sie nie geweint haben? Wie können Sie sich freuen, wenn Sie nie enttäuscht waren? Alle Gefühle gehören in unser Leben. Alle. Nur die Proportionen müssen stimmen!

Und vergessen sie nie: nur der Koch bestimmt, wie seine Gerichte schmecken!

„Unser Leben ist wie ein Kühlschrank. Was du dort hineinlegst, das wirst du auch später kochen und essen."

Noch vor dem Lesen würde ich Sie bitten, kurz über Ihre „Gefühlsküche" nachzudenken:

1. Welche Gefühle dominieren in Ihrem Leben?

_____

_____

_____

_____

2. Überlegen Sie bitte, welche Gefühle Sie mit welchem Geschmack vergleichen können?

_____

_____

_____

_____

3. Was bedeutet für Sie bitter, scharf, heiß in Bezug auf Ihre Emotionen?

_____

_____

_____

_____

Und jetzt viel Spaß beim Lesen!

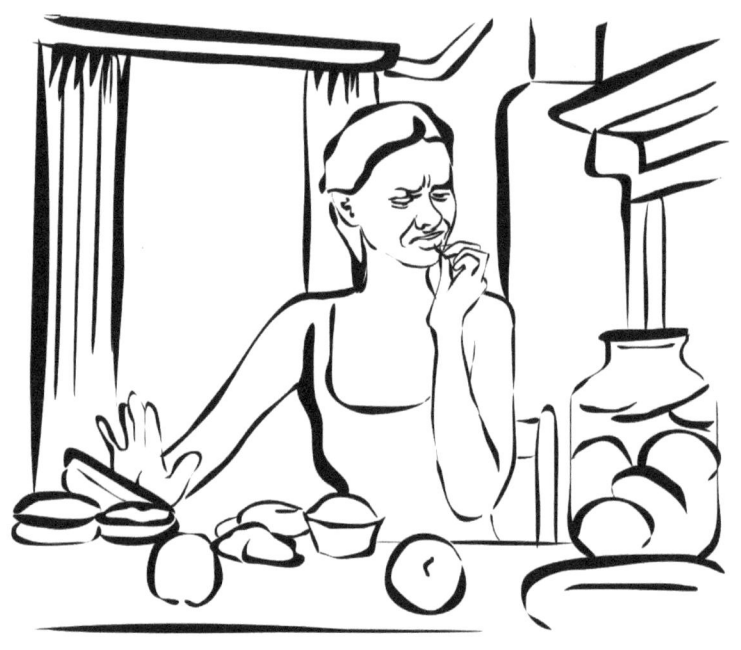

2. Bitter

„Unser Leben ist das, wozu unsere Gedanken es machen."

Marc Aurel, Kaiser

„Kränkungen haben oft seltsame Folgen. Die verletzte Auster bildet eine Perle"

Autor unbekannt

Wenn Sie sich heute über gesunde Ernährung informieren wollen, stoßen Sie bestimmt auf Informationen über Bitterstoffe, die heute eher selten in unserer Ernährung vorkommen, jedoch sehr gesund für unsere Verdauung sind.

Bittere Gefühle. Sind auch diese gesund für uns? Woher kommen sie überhaupt? Wie kommt es, dass wir oft verbittert und verletzt sind? Sind das unsere Mitmenschen, die uns so fühlen lassen? Gehen wir Schritt für Schritt vor. Versuchen wir zusammen zu überlegen, ob die bittern Gefühle für unser Leben genauso wichtig sind, wie die Bitterstoffe für unsere Ernährung.

Woher kommt das Gefühl verletzt zu sein? Warum sind wir oft davon überzeugt, dass uns alle nur etwas Schlechtes wünschen? Wollen unsere Freunde, Kollegen, Partner und alle anderen Mitmenschen unser Leben tatsächlich moralisch, psychisch und physisch ruinieren? Haben Sie sich schon einmal gefragt, wie es dazu kommt, dass Sie so viele Opfer bringen, Ihre Liebe, Ihre Arbeit, Ihre Zeit investieren, und zurück aber nur Ohrfeigen bekommen? Weil die Menschen undankbar, schlecht erzogen und egoistisch sind. Kommt Ihnen diese Situation bekannt vor?

Glauben Sie mir, Sie sind nicht der Einzige, dem es so geht. Auch ich selbst habe reichlich Erfahrung damit gemacht.

Ist diese Einstellung wirklich richtig?

Es wäre mir eine Freude, Ihnen den langen, schweren und leidvollen Weg zu ersparen und ich würde Ihnen daher gerne meine Erfahrungen anbieten.

Ich möchte nicht behaupten, dass mein Weg, meine Gedanken und Überlegungen die einzig richtigen sind. Mit diesem Buch möchte ich Ihnen Lösungen anbieten, die Sie nach Ihrem Ermessen auf Ihr Leben übertragen können.

Bitterkeit. Was ist das? Wenn man über die Bitterkeit in unserem Gefühlsleben nachdenkt, dann kann man diese mit dem Gefühl des verletzt werden bzw. gekränkt sein vergleichen.

Jeder von uns hat eine genaue Vorstellung davon, wie unser Leben ablaufen soll. Wenn Sie zum Beispiel Ihre Bekannten und Freunde zu den Themen Kindererziehung, gesunde Ernährung, Partnerschaft und Finanzen um Rat fragen, werden Sie unzählige Tipps bekommen, die eventuell gar nicht so schlecht sind. Denn Ihr Gesprächspartner ist von der Richtigkeit seiner Aussage fest überzeugt. Weil diese aus seinen Erfahrungen resultiert. Er ist so großzügig und teilt seine Erkenntnisse gerne mit Ihnen, da er Ihnen nur das Beste wünscht.

Sie sollten sich fragen, ob seine Erziehungsmethoden, seine Ernährungsgewohnheiten und seine Geldanlagen auf Sie übertragbar sind. Ihr Tippgeber erwartet von Ihnen, dass Sie es genauso machen, wie er Ihnen geraten hat, da er selbst damit erfolgreich war.

Wie wird sich Ihr Gesprächspartner fühlen, falls Sie seinen Rat nicht befolgen? Ist er nicht enttäuscht und verletzt? Er wollte doch nur das Beste für Sie! Können Sie seine Gefühle nachvollziehen?

In solch einer Situation gibt es gleich zwei unzufriedene Personen. Beide sind verbittert, verletzt und enttäuscht. Ihr Gesprächspartner versteht nicht, warum Sie seinen Empfehlungen nicht gefolgt sind, Sie selbst verstehen nicht, warum er sauer reagiert.

Wenn wir uns verletzt fühlen, äußert sich das in unserem Verhalten. Was wollen wir dadurch erreichen? Wollen wir den Anderen bestrafen? Ist das gerechtfertigt? Hat unser Gesprächspartner es verdient, nur weil er anders denkt und fühlt? Dürfen wir erwarten, dass der Andere sich genau so benimmt, wie wir es uns vorstellen? Ihr Leben wird viel leichter und angenehmer, wenn Sie die Anderen so akzeptieren, wie sie sind. Erlauben Sie dem Anderen, so zu sein wie er ist.

Es ist doch schön, dass wir alle so unterschiedlich sind, dass wir unterschiedliche Bücher lesen, einen unterschiedlichen Musikgeschmack haben, unterschiedliches Essen bevorzugen, usw.

Erwarten Sie vom Anderen nicht etwas, wozu er nicht in der Lage ist.

Vergessen Sie nie: Nur der Koch bestimmt, wie seine Gerichte schmecken.

Praxisfall
BITTER

Ein Student von 24 Jahren kam in meine Sprechstunde mit dem Problem der Einsamkeit. Er fühlte sich absolut trostlos. Er erzählte, wie allein er sich in seinem Kurs fühle, wie unverständlich für ihn die Undankbarkeit seiner Kommilitonen sei, obwohl er immer hilfsbereit ist. Seine „Freunde" bräuchten ihn nie um etwas zu bitten. Er verstünde alles ohne Worte und mache gerne alles, was er kann für seine Kommilitonen. Er habe ein Problem damit, „Nein" zu sagen, weil er Angst davor hat, dann nicht mehr gemocht zu werden.

Als er selbst jemanden um einen Gefallen bat, bekam er eine klare Absage. Leider wiederholte sich dies mehrmals und bald merkte er, dass er nur angesprochen wurde, wenn man Hilfe von ihm brauchte. Er fühlte sich ausgenutzt und verbittert.

Er war der festen Überzeugung, dass die Anderen sich genau so wie er verhalten sollten und erwartete die Anerkennung und Wärme, die er so vermisste.

Mit der Zeit hatte er sich immer mehr zurückgezogen, um neue Enttäuschungen zu vermeiden. Er fühlte sich einsam und unglücklich. Er spielte sogar mit Gedanken, das Studium abzubrechen und arbeiten zu gehen, obwohl ihm das Studium selbst sehr viel Spaß machte und er sehr erfolgreich – besonders am Anfang seines Studiums – war. Er hatte gehofft, dass wenn er sich mit etwas älteren Menschen umgäbe, die mehr Lebenserfahrung haben, er dann Dank, Verständnis und Anerkennung bekäme. Nach unserem vierten Treffen war es ihm zum ersten Mal gelungen „Nein" zu sagen. Zunächst war er selbst überrascht, dass sich die Beziehung zu den Anderen dadurch nicht verändert hatte.

Unser Ziel war es, sein Selbstwertgefühl aufzubauen, denn dies wurde schon in seiner Kindheit unterdrückt. Die Ergebnisse waren nach relativ kurzer Zeit schon zu spüren. Er fühlte sich sicherer und hatte verstanden, dass Andere ihn nicht nur für seine grenzenlose Hilfsbereitschaft respektieren und mögen können.

Seine wichtigste Erkenntnis war, dass man von seinen Mitmenschen nicht erwarten darf, dass sie die gleichen Überzeugungen, Werte und Lebenseinsichten haben wie er selbst.

Man soll Andere so akzeptieren, wie sie sind.

Übung

Antworten Sie bitte – am besten schriftlich – auf alle Fragen:

1. Überlegen Sie bitte, welche Wörter oder Taten bei Ihnen bittere Gefühle hervorrufen können?

_____

_____

_____

_____

_____

_____

2. Überlegen Sie bitte, warum diese Wörter oder Taten von anderen Menschen Sie so verletzen?

_____

_____

_____

_____

_____

_____

3. Was könnten Sie an Ihren Überzeugungen, Gedanken, Gefühlen ändern, um anders in solchen Situationen zu reagieren?

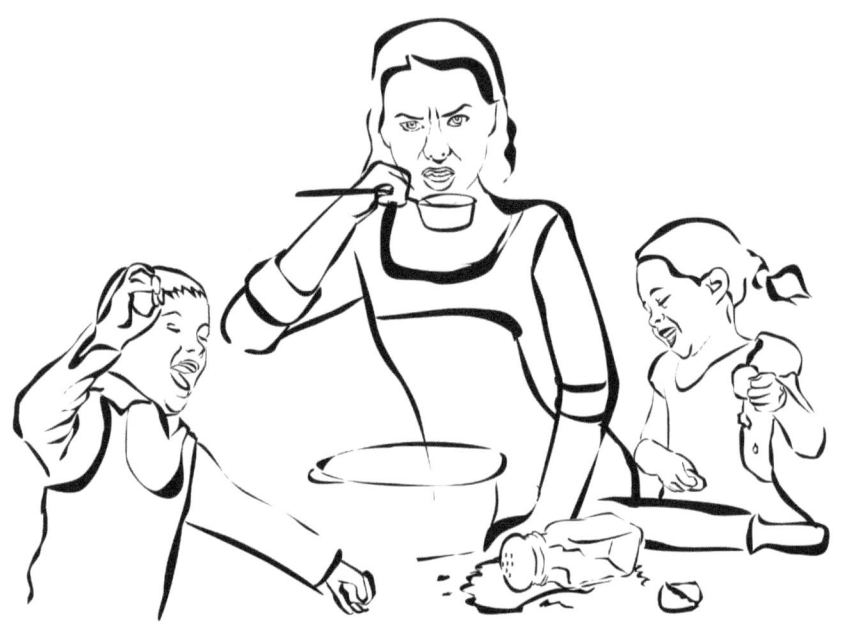

3. Salz

„Unglücklich sein ist die Diskrepanz zwischen unseren Fähigkeiten und unseren Erwartungen."

Unbekannt

Wissen Sie, dass unsere Tränen salzig schmecken? Bestimmt. Können Sie sich Essen ohne Salz vorstellen? Bestimmt nicht. Damit die Süße in unseren Speisen besser zur Geltung kommt, müssen wir selbst beim Backen Salz hinzugeben.

Genauso ist es auch in unserem Leben. Etwas Salz schadet nicht. Bitte nur nicht vergessen: allein die Dosis macht das Gift. Was ist Salz in unserem Leben? Wie oft haben Sie negative Gefühle? Wie oft fühlen Sie sich niedergeschlagen? Haben Sie oft das Gefühl, dass alles schief läuft in Ihrem Leben? Manchmal, oft, nie?

Jeder von uns hat von Zeit zu Zeit diese Gedanken und Gefühle. Sie sind das Salz in unserer „Lebenssuppe". Ein bisschen davon bringt mehr Geschmack, zu viel kann alles verderben. Wo ist das richtige Maß? Warum versalzen wir des Öfteren unser „Lebensgericht"?

Unsere Eltern, Freunde, Schule usw. haben uns bestimmte Vorstellungen vermittelt. Wir wurden auf eine bestimmte Art und Weise sozialisiert und haben im Laufe unseres Lebens konkrete Werte übernommen. Diese prägen unser ganzes Leben.

Wir planen unser Leben. Doch plötzlich kommt es ganz anders. Dann sind wir enttäuscht, wütend und traurig. Zum Beispiel: Sie erwarten Blumen von Ihrem Mann, leider ist er gar nicht auf die Idee gekommen. Sie erhoffen sich gute Noten von Ihrem Kind und leidenschaftliches Lernen, aber es hat anscheinend andere Vorlieben und verbringt mehr Zeit auf dem Fußballfeld. Sie erhoffen sich einen netten, verständnisvollen Chef, der Sie nie anschreit, immer zuvorkommend ist und Ihnen regelmäßig Lohn erhöht, aber er ist arrogant und ein Choleriker.

Wie fühlen Sie sich? Ihre Hoffnungen haben sich zerschlagen. Das Leben ist versalzen. Denken Sie an eine Situation in Ihrem Leben, in der Sie richtig enttäuscht und verärgert über das Verhalten eines Anderen waren. Nachdem die Emotionen etwas abgekühlt sind und Sie sich Zeit genommen haben alles zu analysieren, werden Sie feststellen, dass Ihr Gegenüber sich aus bestimmten Gründen so verhält, da er seine eigenen Interessen verfolgt, die nicht unbedingt mit Ihren Vorstellungen überein stimmen müssen.

Wir versuchen ständig, das Leben unseren Idealvorstellungen anzugleichen. Unsere Erwartungen an bestimmte Lebensbereiche sind sehr konkret. Jede Abweichung lässt uns frustriert zurück. Wir zwingen dem Leben unsere Spielregeln auf, aber es wehrt sich.

Stellen Sie sich vor: Eine Beziehung geht zu Ende, Ihr Partner hat Ihre Verbindung aufgelöst und Sie verlassen. Welche Frage stellen Sie sich als Erstes? Hat er jemand anderes? Ist es nicht sinnvoller, sich zu fragen, warum er geht? Hat ihm womöglich etwas gefehlt?

Wir wollen die Realität des Lebens nicht akzeptieren und kämpfen immer dagegen an. Immer wieder versuchen wir, unsere Mitmenschen zurechtzubiegen. Die vermeintlichen Fehler der Anderen sehen wir sofort. Für unsere eigenen sind wir blind. Anstatt jemanden ändern zu wollen, sollten wir den Focus auf uns selbst richten. Leider müssen wir dafür die „Bequemzone" verlassen. Wer macht das freiwillig? Unsere Versuche, Andere zu beeinflussen und zu steuern, sind meist erfolglos. Das führt zu Unzufriedenheit und negativen Emotionen. So geraten Sie in einen Teufelskreis. Ihre einzige Chance aus dieser Situation auszubrechen, besteht darin sich zu verändern. Seien Sie offen für neue Möglichkeiten. Salzen Sie ihr Leben mit Bedacht.

Vergessen Sie nie: Nur der Koch bestimmt, wie seine Gerichte schmecken!

Praxisfall
SALZ

Zu mir kam Frau S., 43 Jahre alt. Kaum hatte unser Gespräch begonnen, brach sie plötzlich in Tränen aus. Sie berichtete von den großen Problemen in der Beziehung zu ihrer Tochter. Das Mädchen war 14 Jahre alt, ein sehr kompliziertes Alter, in dem man als Elternteil besonders gefordert wird. Die Lebenserfahrung der Mutter sollte eigentlich ein Vorteil sein, in diesem Fall erwies sie sich aber als hinderlich.

Frau S. konnte kaum noch mit ihrer Tochter sprechen ohne zu streiten. Sie war mit allem, was Ihre Tochter betraf, unzufrieden: mit ihren Noten in der Schule, mit den Freundinnen, mit ihrer ersten Liebe usw. Sie warf ihrer Tochter sogar vor sie ständig anzulügen. Frau S. konnte ihr in keiner Sache mehr trauen. Alles, was die Tochter sagte und tat, war aus Sicht der Mutter falsch. Sie bat mich schon beim ersten Treffen, mit ihrer Tochter zu sprechen, um sie zur Vernunft zu bringen.

Bei der Anamnese stellte ich fest, dass Frau S. die gleichen Probleme mit ihrer Mutter gehabt hatte. Sie streiten bis heute über jede Kleinigkeit und sie sieht keine Möglichkeit zur Versöhnung. Ich stellte ihr die Frage, was sie zur Wiederherstellung der Beziehung zu ihrer Tochter bereit sei zu tun. Die Antwort war: Alles! Ich werde alles tun, um die frühere, warme, vertrauensvolle Beziehung wiederherzustellen.

Daraufhin fragte ich sie, ob sie auch bereit sei sich zu ändern. Da verstummte sie, denn damit hatte sie nicht gerechnet. Warum sollte sie sich verändern, wo es doch ihre Tochter ist, die alles falsch macht. Sie sollte sich anders benehmen und verändern! Ich versprach mit ihrer Tochter zu sprechen, doch zuerst würden wir eine Zeitlang zusammen arbeiten. Sie war nicht leicht zu überzeugen, schließlich ließ sie sich darauf ein.

Nach einer ganzen Weile hatte sie gelernt, ihre Tochter so zu akzeptieren wie sie war. Sobald sie aufgehört hatte, ihrer Tochter Vorwürfe zu machen, verhielt sich diese auch anders. Das Vertrauen von früher wurde langsam wieder hergestellt, so dass das Mädchen keine Notwendigkeit mehr sah, ihre Mutter zu belügen, aus Angst nicht verstanden zu werden. So war es nicht mehr nötig, das Mädchen in die Sprechstunde zu bitten.

Wie Sie sehen, versuchte Frau S. ihre Tochter in bestimmte vorgefertigte Muster zu zwängen, die ihren Vorstellungen entsprachen. Aber das Mädchen hatte ganz eigene Vorstellungen und Erwartungen. Sobald die Mutter ihre Tochter akzeptiert hatte, erlebte sie keine Enttäuschungen mehr. Das führte zu einem Leben ohne Vorwürfe, Streit und Lügen. Diese Frau hatte es geschafft sich zu ändern, was wiederum zu weiteren Veränderungen in ihrem Umkreis geführt hatte. Selbst die Beziehung zu ihrer eigenen Mutter hatte sich dadurch verbessert. Ein willkommener Nebeneffekt.

Übung

Antworten Sie bitte – am besten schriftlich – auf alle Fragen:

1. Überlegen Sie bitte, wie oft Sie sich enttäuscht oder frustriert fühlen?

___

___

___

___

___

___

___

2. Überlegen Sie bitte, woher das kommen kann, welche Prägungen und innerliche Überzeugungen hier eine Rolle spielen?

___

___

___

___

___

___

___

3. Was könnten Sie an Ihren Glaubenssätzen ändern?

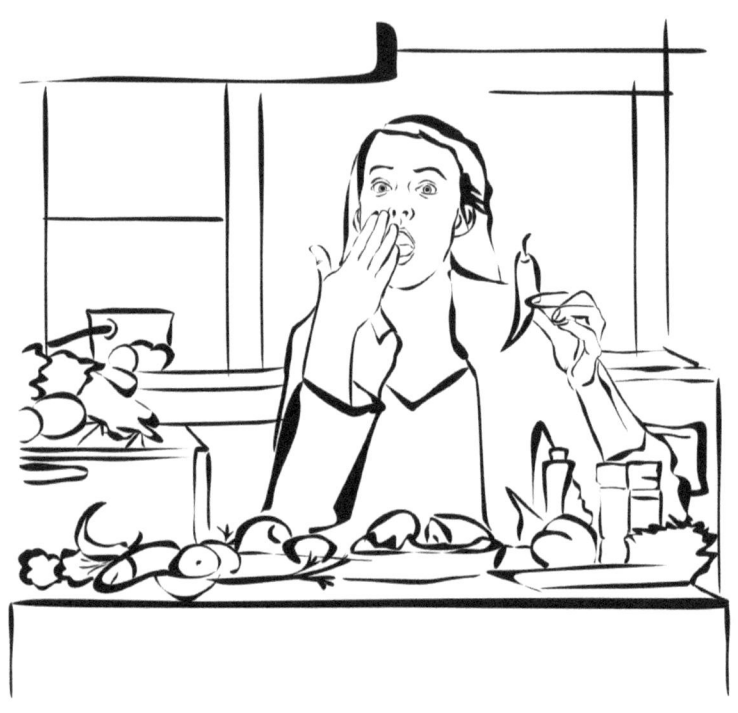

4. Pfeffer

„Nicht alles ist schmackhaft, was wohl schmeckt."
Michel de Montaigne (1533-1592)

Auaaa! Brennt! Scharf! Was schreit man noch, wenn man kein scharfes Essen mag und auf eine Chilischote beißt? Einige mögen es scharf andere nicht. Um das Essen scharf zu würzen, benutzt man unter anderem: Pfeffer, Chili, Knoblauch und Zwiebeln. Es gibt bestimmt noch andere Küchen und andere Möglichkeiten, die wir nicht alle kennen.

Unsere Geschmacksvorlieben sind sehr unterschiedlich. Ich, zum Beispiel, kann überhaupt nicht scharf essen, es ist für mich unbegreiflich, wie es einem schmecken kann. Sobald ich etwas Scharfes gegessen habe, bekomme ich kein Wort mehr heraus. Dann kann ich nur Wasser trinken und mich über das falsch ausgesuchte Gericht ärgern. Ein Freund von mir isst aber sehr gern scharf. Je schärfer das Gericht, desto mehr schmeckt es ihm. Das geht sogar so weit, dass ihm Tränen kommen. Ich frage mich dann immer, weint er vor Freude oder vor Schmerz, weil es unerträglich scharf ist? Jeder hat seine Vorlieben auf dem Teller.

Unsere Gedanken und Gefühle können auch scharf sein. Wie bei scharfen Gerichten reagieren wir auf „Schärfe" unterschiedlich. Die einen vertragen es, die anderen weinen und schweigen hilflos. Unsere Worte können auch sehr scharf gewählt sein. Ein Koch, der eine scharf gewürzte Speise zubereitet, weint bestimmt nicht. Selbst wenn er keine Vorliebe zum scharfen Essen hat. Er bereitet das Essen nur zu, essen müssen es Andere.

Ist es Ihnen schon einmal passiert, dass Sie etwas gesagt oder getan haben, wodurch sich Andere verletzt fühlten? Manchmal wählen wir einen scharfen Ton mit Absicht, oft passiert es aber unbewusst, so dass wir nicht verstehen, warum der Andere verletzt ist. Sie haben die „Schärfe" nicht wahr genommen, für Ihr Gegenüber war es jedoch zu scharf. Womöglich hängt es mit unserer Erziehung, Gewohnheiten, Kultur und Mentalität zusammen.

Wie ist es sonst zu erklären, dass manche cool bleiben und andere so leicht verletzt werden können? Wenn Sie für Ihre Gäste kochen, die Sie sehr mögen, dann achten Sie bestimmt darauf, den Geschmack Ihrer Gäste zu treffen. Einem Vegetarier setzen Sie kein Steak vor. Einem Fleischliebhaber werden Sie nicht nur einen Salat servieren. Wenn Sie genau wissen, dass Ihre Gäste nichts Scharfes mögen, werden Sie mit dem Pfeffer vorsichtig sein – weil Sie Ihre Gäste respektieren.

Leider passiert es uns sehr oft, dass wir ausgerechnet diejenigen, die wir lieben, mit scharfen Worten verletzen. Bei fremden Menschen legen wir jedes Wort auf die Goldwaage und bei denen, die uns wichtig sind, verlieren wir oft die Kontrolle und haben keine Scheu verletzend zu sein. Einige wundern sich später, dass sie keine Freunde mehr haben, oder dass der Partner sie verlassen hat, oder dass sie gekündigt worden sind. Vielleicht sollten sie in Zukunft lieber auf „ihre Schärfe" aufpassen und versuchen passende „Gerichte" zu servieren.

Jeder von uns hat eine individuelle Toleranzgrenze, was die Schärfe des Essens betrifft. Genauso wie bei Empfindungen und Gefühlen. Mit anderen Worten: Wenn Sie von Ihrem Chef vor Ihren Kollegen kritisiert werden, wie reagieren Sie? Wenn Sie „Scharfes" gut vertragen, werden Sie nachts ruhig schlafen. Sind Sie eine sensible Person, wird Ihnen das nicht gut bekommen und Ihr Blutdruck braucht einige Zeit zur Erholung.

Analysieren Sie ihre Prägungen und die daraus resultierenden Verhaltensweisen. Wenn Sie erkannt haben, woher das Problem kommt, können Sie Ihre Einstellung ändern. Sie bestimmen über Ihr Leben. Wollen Sie weiter „Scharfes" essen oder für Andere zubereiten? – Entscheiden Sie selbst.

Vergessen Sie nicht: Nur der Kocht bestimmt, wie seine Gerichte schmecken.

Praxisfall
PFEFFER

Im Workshop „Probleme in meinem Leben" gab es eine Teilnehmerin Frau P., 26 Jahre alt. Sie erzählte uns, dass ihre Freundinnen und Familienmitglieder hypersensibel seien. Vor allem fühlten sie sich gleich verletzt und gekränkt, egal welche Bemerkungen sie mache. Manche Freunde hätten sich sogar schon von ihr abgewendet und wollten keinen Kontakt mehr. Sie fühle sich von diesen Freunden verraten. Dabei behauptete sie stolz, dass sie immer höflich sei und nur die Wahrheit sage.

Ich bat sie um ein Beispiel. Mit Empörung beschrieb sie die folgende Situation: Zu einer Verabredung kam ihre Freundin in einem neuen Kleid. Sie war sehr stolz auf dieses Kleidungsstück, weil sie es schon lange haben wollte und nur auf die Gelegenheit gewartet hatte, es zu kaufen. Frau P. kommentierte dies mit folgenden Worten: „Ich habe sehr höflich und freundlich zu ihr gesagt, dass sie sich mit ihrer Figur so einen Schnitt nicht leisten kann. Man merkt gleich, dass sie ein paar Kilo zu viel hat." Sie beteuerte, dass sie doch nur das Beste für die Freundin wollte, denn in einem anderen Kleid würde sie viel schlanker aussehen.

Eigentlich erwartet man von Freunden, dass sie einem immer die Wahrheit sagen. Aber ist die Wahrheit in jedem Fall hilfreich oder angemessen? Braucht eine Freundin tatsächlich solche Bemerkungen? Hat sie tatsächlich Übergewicht? Fühlt sie sich mit ihrem Gewicht wohl oder will sie abnehmen?

Am Ende des Workshops beurteilte die Teilnehmerin einige Situationen anders. Sie war froh, verstanden zu haben, dass ihre Worte verletzend sein konnten. Ich hoffe, dass sie nun mit „scharfen Worten" viel vorsichtiger umgehen wird.

Übung

Antworten Sie bitte – am besten schriftlich – auf alle Fragen:

1. Überlegen Sie bitte, wie oft Sie in Ihrem täglichen Leben „scharfe" Wörter benutzen und welche Wörter Sie als „scharf" in Ihrer Sprache bezeichnen würden?

_____
_____
_____
_____
_____
_____
_____

2. Welche Wörter oder Ausdrücke der Anderen würden Sie als „scharf" bezeichnen?

_____
_____
_____
_____
_____
_____
_____

3. Welche Wörter oder Situationen möchten Sie in Zukunft vermeiden?

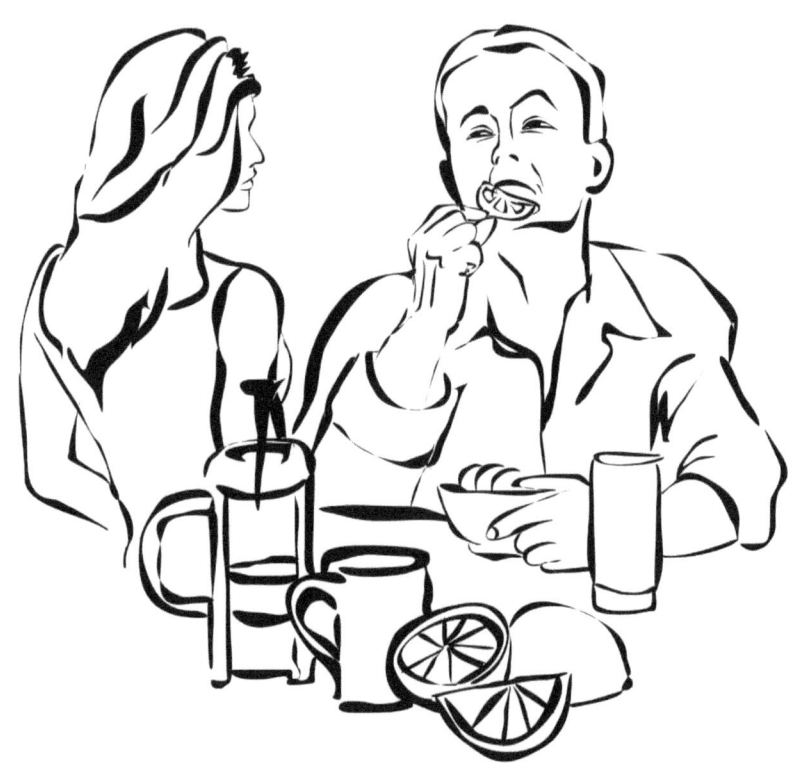

5. Sauer

„Mach dich von deinen Vorurteilen los, und du bist gerettet."
Marc Aurel (121-180)

Woran denken Sie, wenn Sie das Wort sauer hören? Stellen Sie sich eine reife, gelbe Zitrone vor, die Sie mit einem scharfen Messer durchschneiden. Der Saft spritzt und tropft auf den Teller. Sie riechen den frischen Duft der Zitrone. Jetzt, da Sie dieses Bild im Kopf haben, was für ein Gesicht machen Sie dabei?

Wie oft essen Sie Saures? Mögen Sie saure Speisen? Es gibt doch tatsächlich Leute, die eine ganze Zitrone auf einmal essen können. Allein von der Vorstellung läuft uns allen schon der Speichel im Mund zusammen und wir verziehen das Gesicht. Woran erinnert Sie dieser Gesichtsausdruck? Kennen Sie diese Mimik auch aus anderen Situationen? Haben Sie schon einmal solch ein Gesicht gezogen, ohne eine Zitrone zu essen?

Kann es sein, dass wir genau so aussehen, wenn wir den Anderen unsere Missachtung, unsere Geringschätzung und unsere Kritik zeigen wollen. Erkennen Sie die Ähnlichkeit, die Analogie? Gott sei Dank sehen wir nicht immer so aus. Denn dann hätten wir wahrscheinlich viel mehr hässliche Falten im Gesicht, viel früher als es von Mutter Natur vorgesehen worden ist. Wir urteilen einfach zu gerne über Andere. „Er hat es falsch gemacht", „das sollte doch ganz anders aussehen", „sie ist wieder so geschmacklos angezogen", „er sollte dem Chef ganz anders antworten"... Ich denke, Ihnen fallen da auch eigene Beispiele ein.

Was passiert eigentlich, wenn wir Andere beurteilen? Dem Anderen unsere Missachtung zeigen? Oder auch nur schlecht von ihm denken? Kann es sein, dass wir uns damit selbst über ihn erheben wollen, uns besser machen wollen? Denken wir nicht in solchen Momenten, dass wir besser sind, dass wir etwas besser können oder wissen? Würden wir den Anderen unsere Meinung direkt ins Gesicht sagen, würden wir uns als Angeber fühlen. Aber das sind wir nicht, oder?

Wir sind doch eigentlich sehr bescheiden. Nur ein kleines bisschen besser als die Anderen, deswegen haben wir das Recht sie zu beurteilen. Das machen wir ohne böse Absichten, wir wollen doch nur helfen. Es ist doch so einfach, Andere zu kritisieren, zu missachten und zu verurteilen. Genau das machen auch pausenlos sehr viele von uns. Manchmal kritisieren wir sie dafür, dass sie etwas geschafft haben, wozu wir selbst nicht den Mut hatten. Wir möchten damit unbewusst unsere eigenen Schwächen verschleiern.

Das dient der Unterstützung unseres schwachen Selbstbewusstseins. Aus dieser Position heraus greifen wir lieber die Anderen an – mit Gedanken, Worten, Urteilen. Das gibt uns „Sicherheit". Dadurch fühlen wir uns gleich besser, wenn wir uns mit der kritisierten Person vergleichen. Wir schätzen unsere Vorzüge höher ein. Diese Einschätzung ist natürlich rein subjektiv. Das Problem dabei ist, dass wir unsere Schwächen auf Andere projizieren. Das bedeutet: Die kritisierten Punkte spiegeln unsere eigenen Schwächen wieder.

Horchen Sie in sich hinein, was stört Sie am meisten bei dem Anderen? Welche Seiten an ihm verurteilen Sie? Ist es möglich, dass es genau die Seiten sind, für die Ihnen der Mut fehlt? Vielleicht würden Sie sich gerne genauso verhalten können, aber Sie schaffen es nicht über Ihren Schatten zu springen. Die Dreistigkeit und Unverfrorenheit der Anderen regt Sie zwar auf, doch insgeheim beneiden Sie sie vielleicht darum. Testen Sie doch einmal, wie gut es Ihnen geht, wenn Sie aufhören andere zu kritisieren. Leben Sie ohne Säure in Ihrem Herzen.

Vergessen Sie nie: Nur der Koch bestimmt, wie seine Gerichte schmecken!

Praxisfall

SAUER

Im Seminar „Nicht für jeden ..." beschrieb ein junger Mann, 31 Jahre alt, seine Probleme in der Firma, in der er seit einem halben Jahr arbeitet. Mit seiner Arbeit war er sehr zufrieden. Es ist genau die Position, die er seit langer Zeit haben wollte und es machte ihm auch am Anfang viel Spaß. Nach sehr kurzer Zeit fing ein Mitarbeiter damit an, alle seine Vorschläge, Ideen und ausgeführten Arbeiten zu kritisieren. Da er neu in der Firma war, dachte er zuerst, es liegt tatsächlich an seiner Arbeit. Sein Vorgesetzter dagegen war mit ihm zufrieden, doch die ständige Kritik von seinem Kollegen machte ihn fertig, was seine Arbeit beeinträchtigte. Nach einigen Beispielen, die er geschildert hatte, wurde allen klar, dass der Kollege ihn um seine Fähigkeiten beneidete. Diese Erkenntnis half ihm trotzdem nicht weiter, da er wusste, dass die Kritik so einfach nicht aufhören würde.

In der Gruppe arbeiteten wir ein paar Strategien aus, die ihm helfen sollten, mit der Situation umzugehen. Eine davon war, dem Kollegen, sobald er wieder Kritik übte, zuerst einfach zuzustimmen und ihn im nächsten Schritt um einen konkreten Lösungsvorschlag zu bitten. Diesen Vorschlag fand der junge Mann zu einfach, um wirkungsvoll zu sein. Wir vereinbarten, dass er das jedoch ausprobiert und mir dann berichtet, wie die Wirkung ausgefallen war. Kurze Zeit später bekam ich eine E-Mail. Schon beim Lesen konnte ich eine deutliche Veränderung seines Gemütszustandes erkennen. Er schrieb humorvoll und begeistert von seinem Erfolg. Nach zwei solchen Bemerkungen wollte der Kollege ihn nicht mehr kritisieren. Es hatte geklappt!

Übung

1. Überlegen Sie bitte, wie oft und in welchen Situationen Sie die Anderen kritisieren?

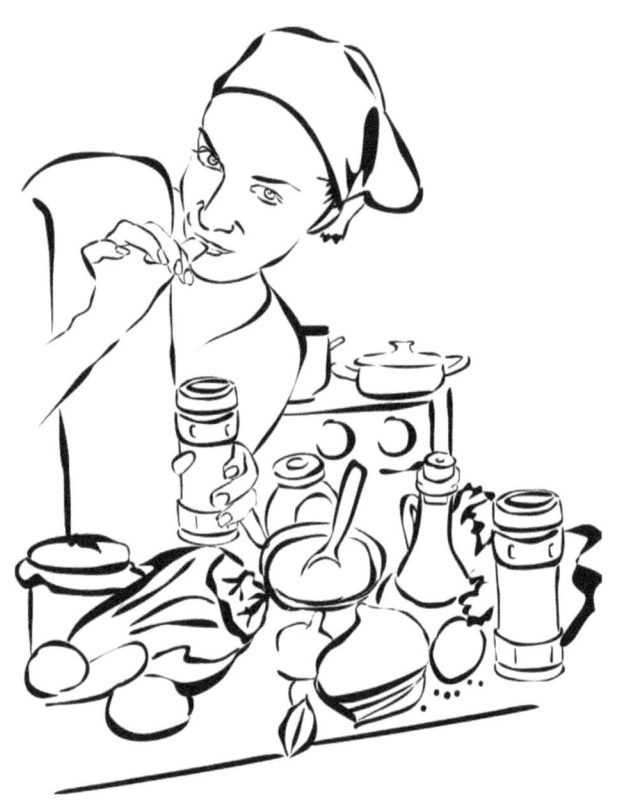

6. Besondere Gewürze

„Es gibt niemanden, der nicht isst und trinkt, aber nur wenige, die den Geschmack zuschätzen wissen."

Konfuzius (551-479 v.Chr.)

Mit Salz und Pfeffer kocht jeder von uns. Was unterscheidet einen Anfänger von einem Profikoch, eine bürgerliche Küche von einer Gourmet-Küche? Sicher haben Sie mindestens einmal im Leben etwas ganz besonderes gegessen, was unvergesslich schmeckte. Sie haben versucht herauszuschmecken, was das besondere dieses Gerichtes ist, welche geheime Zutat den unbeschreiblichen Geschmack ausmacht. Aber es gelingt Ihnen nicht immer, da Sie auf etwas Besonderes gestoßen sind. Wir genießen diese unbekannte neue Speise mit all unseren Sinnen. Das appetitliche Aussehen, den verlockenden Duft und den herrlichen Geschmack. Man genießt aus vollem Herzen, ohne genau zu wissen, was man isst.

Wenn Sie eine neue Küche testen und auf neue Geschmacksrichtungen stoßen, erleben Sie neue Facetten. Diese beinhalten ganz sicher nicht nur bekannte Gewürze, sondern ganz besondere. Sie können solange herumraten, bis Sie aufgegessen haben, doch Sie kommen nicht immer hinter das Geheimnis.

Sie brauchen nicht zu verstehen, wie das Gericht funktioniert. Es ist das Ergebnis eines Profis, eines Gourmetkochs. Was macht seine Arbeit so einmalig, so besonders? Es ist ein Zusammenspiel mehrerer Faktoren: Kenntnisse, Erfahrung, Leidenschaft zu seiner Arbeit, qualitativ hochwertige Produkte und vieles mehr. Sie können sicher sein, ein Gourmetkoch verwendet nicht nur Salz und Pfeffer, er kennt noch eine Menge andere außergewöhnliche Gewürze, die seinen Speisen eine besondere Note verleihen.

Genau so sollten wir es in unserem Leben machen. Auch wir haben unsere eigenen geheimen Zutaten. Ab und an ist man traurig, sauer oder verletzt, aber das Wichtigste, was in unserem „Lebensgericht" nicht fehlen darf, ist die Verantwortung. Um genau zu sein die Selbstverantwortung. Erst wenn wir gelernt haben, die Verantwortung für unser Handeln zu übernehmen, kann unser „Lebensgericht" harmonisch schmecken.

Wer ist schuld am Misserfolg im Beruf? Der Chef? Die Kollegen? Der Partner? Alle nur nicht Sie selbst! Wenn Sie so denken, wird sich in Ihrem Leben nichts ändern. Kritische Situationen werden Sie immer wieder aus der Bahn werfen, bis Sie merken, dass Sie ständig auf die gleichen Probleme stoßen. An diesem Punkt ist es sinnvoll darüber nachzudenken, dass eventuell nicht die Anderen an Ihren Problemen schuld sind. Vielleicht ist es an der Zeit, über Eigenverantwortung nachzudenken.

Wenn Sie sich selbst eingestehen können, dass Sie etwas falsch gemacht haben, dann sind Sie vielleicht enttäuscht, aber nicht traurig. Denn Sie können es beim nächsten Mal richtig machen. Und solche Gedanken wie: er hat mich genervt, er hat mich verletzt, er hat mich betrogen, ersetzen Sie in Zukunft durch die Überzeugung: ich habe zugelassen, dass er mich nervt. Ich habe zugelassen, dass er mich verletzt. Ich habe zugelassen, dass er mich betrügt. Fühlen Sie den Unterschied?

Verstehen Sie mich nicht falsch. Sie sollen sich nicht für alles, was in Ihrem Leben schief gelaufen ist, schuldig fühlen. Schuldgefühle und Selbstverantwortung sind ein verschiedenes Paar Schuhe! Bei Schuldgefühlen sehen Sie wenig Veranlassung etwas zu unternehmen.

Wenn Sie Verantwortung übernehmen, finden Sie auch Lösungen um die Situation zu verändern. Sie werden motiviert, etwas anders zu machen. Es ist zu einfach, für alle unsere Probleme, Misserfolge und Enttäuschungen Andere verantwortlich zu machen.

Zum Beispiel: Sie möchten Gewicht verlieren, aber es gelingt Ihnen nicht. Wer trägt dafür die Verantwortung? Ihre schlechte Lebensqualität, Ihr anstrengender Job, Ihr nervender Chef, Vollmond, Ihre schlechte Laune, Ihre schlanke Freundin oder Ihre Freunde, die Sie immer wieder zum Abendessen einladen? Die Liste können Sie unendlich weit fortführen, aber davon nehmen Sie nicht ab. Haben Sie nicht freie Wahl gehabt, war es nicht Ihre Entscheidung, die Schokolade zu essen oder um Mitternacht noch ein Stück Torte vor dem Fernseher zu verschlingen?

Wir haben immer die freie Wahl. Bedauerlicherweise sehen wir diese Wahl nicht immer, denn wir möchten nicht immer die Verantwortung für unser Handeln übernehmen. Solange Sie die Verantwortung auf Andere schieben, fügen Sie Ihrem Leben nur Salz und Pfeffer hinzu. Selbstbewusstsein und Selbstverantwortung sind die wichtigsten und feinsten Gewürze in unserem „Lebensgericht". Seien Sie damit nicht sparsam!

Vergessen Sie nie: Nur der Koch bestimmt, wie seine Gerichte schmecken!

Praxisfall
BESONDERE GEWÜRZE

Das Gespräch fand im Flugzeug statt. Es war ein ziemlich langer Flug und neben mir saß eine junge Frau, ca. 24 Jahre alt. Wir unterhielten uns und sie wurde mit jedem Satz interessanter für mich. Sie erzählte über ihr Leben, wie sie schon mit 16 Jahren in ein anderes Land ausgewandert war. Dort ein Studium abgeschlossen hatte und nun seit einigen Jahren selbständig war.

Sie erzählte von ihren Zukunftsplänen, das war faszinierend für mich. Ihre Eltern hatten sich scheiden lassen, als sie noch sehr jung war. Sie hielt aber einen engen Kontakt mit ihrem Vater und seiner neuen Familie. Sie träumte davon, eine eigene Familie mit vielen Kindern zu haben, damit sie alle zusammen an einem großen Tisch sitzen können.

Daraufhin fragte ich sie, was sie von ihrem zukünftigen Partner erwarten würde? Die Antwort überraschte mich: „Nichts". „Wie nichts?" fragte ich. „Wenn ich den Mann liebe, dann akzeptiere ich ihn so, wie er ist. Meine Mutter konnte damals meinen Vater nicht so akzeptieren, wie er war und jetzt hat er eine andere Familie. Ich erwarte nichts von Jemandem, was er nicht geben kann."

Übung

Antworten Sie bitte – am besten schriftlich – auf alle Fragen:

1. Überlegen Sie bitte, in welchen Lebenssituationen Sie bereit sind, die Verantwortung für Erfolg und Misserfolg zu übernehmen?

___

___

___

___

___

___

___

___

2. Überlegen Sie bitte, was Sie dafür unternehmen könnten?

___

___

___

___

___

___

___

___

3. In welchen Lebensbereichen möchten Sie auf keinen Fall die Verantwortung übernehmen und warum?

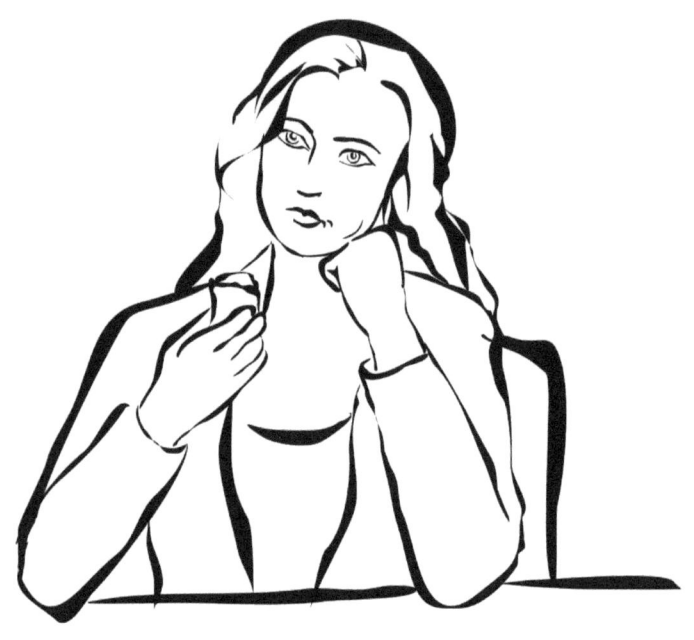

7. Kalt

*„Es ist sinnlos, über die Kälte um uns zu klagen,
solange wir nicht bereit sind, uns füreinander zu erwärmen".*

Ernst Ferstl, 1955

Kalt oder warm, was bevorzugen Sie auf Ihrem Teller? Mögen Sie kalte Gerichte oder warme Küche? Jeder nach seinem Gusto. Manche Menschen brauchen jeden Tag eine warme Suppe, andere können Monate lang kalt essen.

Was stellen Sie sich unter Gefühlskälte vor? Sind das Gefühle, die eine emotionale Kälte ausdrücken oder sind es unterdrückte Gefühle, die einen Menschen nach außen hin kalt wirken lassen, aber in Wirklichkeit Narben tief in unserem Herzen wiederspiegeln? Beides kann man als kalt servierte Gefühle bezeichnen, schaden tun sie gleichfalls.

Unterdrückte Gefühle

Oft trauen wir uns nicht, unsere wahren Gefühle den Anderen zu offenbaren. Eigentlich wollen wir weinen, aber wir schweigen, uns ist nach Schreien zumute, aber wir schweigen wieder, wir wollen uns verteidigen, aber uns fehlt der Mut.

Die Männer in unserer Gesellschaft leiden von der Kindheit an ganz besonders unter dem Druck von Eltern, Schule und Freunden, stark sein zu müssen. Denn Männer weinen nicht! Ist das noch zeitgemäß? Darf ein Mann seine Gefühle nicht zeigen? Wie schwer fällt es Männern manchmal schwach zu sein? Ihre Erziehung erlaubt es ihnen nicht.

Warum wundern wir uns, dass es so viele Menschen mit Alkoholproblemen gibt? Woher kommt die Aggression, die uns ständig begegnet? Liegt es womöglich an unterdrückten Emotionen? Unbewusst sucht man nach Möglichkeiten, ein Gleichgewicht herzustellen. Leider greifen wir oft nach Mitteln, die am einfachsten zu besorgen sind. Dazu gehören Alkohol, übermäßiges Essen, Tabletten und vieles Andere. Das verschafft uns aber nur vorübergehend eine Erleichterung. Die unterdrückten Gefühle bleiben tief in uns sitzen. Diese müssen unbedingt ausgelebt werden! Denn sonst verursachen sie eine Menge von Krankheiten. Nach Angaben von Internisten haben zehn Prozent aller Patienten psychosomatische Beschwerden. Das sind die Folgen von Stressbelastung und nicht ausgelebten Emotionen. Nach einer Weile spielt unser Körper nicht mehr mit und reagiert mit Krankheiten. Selbst Frauen schämen sich Schwäche zu zeigen.

Das Lebenstempo wird immer schneller. Wir müssen ständig funktionieren und haben keine Zeit für unsere Gefühle. Aber die äußere Kälte wirkt sich auf unser Seelenleben aus. Wenn wir unsere Gefühle nicht zeigen dürfen oder wollen oder können, verinnerlichen wir diese Haltung, sie wird zu unserem „Ich". Das lässt unser Herz erkalten. Dies geschieht nicht über Nacht, es ist ein langer, leidvoller Weg mit vielen Enttäuschungen, schlaflosen Nächten, Verletzungen und Tränen.

Von Natur aus sind wir für „warme" Gefühle vorprogrammiert. Liebe, Vertrauen, Geborgenheit, Harmonie, Warmherzigkeit, ohne diese Gefühle können wir uns ein glückliches Leben kaum vorstellen. Durch die vielen Enttäuschungen trauen wir uns nicht mehr, diese Gefühle zu zeigen. Einerseits wollen wir sie schenken und empfangen, anderseits scheuen wir uns sie zuzulassen. Langsam verlernen wir, uns für einander zu erwärmen.

In meinen Seminaren schildere ich gerne das folgende Beispiel: Ein böser Hund gerät in ein Spiegellabyrinth, was sieht er? Hunderte von bösen Hunden, die bellen, aggressiv und angriffslustig sind. Dann denkt er, die ganze Welt besteht aus bösen Hunden. Das Leben ist unerträglich. Ein lieber Hund gerät in dasselbe Labyrinth, was sieht er? Hunderte von lieben Hunden, die alle mit ihm spielen möchten und freundschaftlich gestimmt sind. Dieser Hund denkt, dass die ganze Welt aus lieben Hunden besteht, die ihn lieben und mit ihm spielen möchten. Das Leben ist schön.

So ist es auch in unserem Leben. Wenn wir ein Lächeln schenken, bekommen wir auch eins zurück. Wenn wir jedoch keine herzlichen Gefühle zeigen, werden wir Gefühlskälte empfangen. Öffnen Sie Ihr Herz, schenken Sie Wärme und Sie werden Wärme empfangen. Servieren Sie Ihre Gefühlsgerichte warm, denn so schmecken sie viel besser.

Vergessen Sie nie: Nur der Koch bestimmt, wie seine Gerichte schmecken!

Praxisfall
KALT

Workshop „Nicht für jeden ...", eine Frau über 40. Alle Teilnehmer hatten sich vorgestellt und kurz über eigene Probleme berichtet. Frau W. sagte nur ihren Namen und was sie beruflich machte. Über eigene Probleme wollte sie sich nicht äußern. Das war unüblich für unsere Treffen, aber jeder spricht nur, wenn er sprechen möchte.

Sie wirkte die meiste Zeit ziemlich teilnahmslos, ich konnte kaum nachvollziehen, wie sie auf alles, was im Workshop passierte, reagierte. Deswegen war ich umso mehr überrascht, als sie mich nach dem Workshop ansprach. Sie bat um ein persönliches Gespräch.

Die nächste Stunde verbrachten wir zusammen und plötzlich sprudelte alles aus ihr heraus. Ich hatte das Gefühl, dass Frau W. viele Jahre mit niemandem gesprochen hatte und nun endlich die Gelegenheit sah, sich alles von der Seele zu reden. Sie sprach von ihrer Familie, sie war verheiratet und hatte zwei Kinder. Die Vorstellung, dass sie Niemanden zum Reden hatte, war traurig.

Aus ihrer Geschichte verstand ich, dass sie als einziges Kind ihren Vater schon dadurch enttäuscht hatte, dass sie kein Junge war. Ihr Vater wollte unbedingt einen Sohn, aber zur Welt kam eine Tochter. Der Vater wollte seinen Traum, einen Sohn zu haben, nicht aufgeben und hatte sie deswegen wie einen Sohn erzogen. Und wie es allgemein bekannt ist, dürfen Männer nicht weinen oder Emotionen zeigen. Er erwartete von ihr genauso eine emotionale Kälte, wie er sie selbst zeigte. In ihrem Inneren war sie trotzdem zart und sehr empfindlich. Nach außen hin konnte sie das aber nicht zeigen. Auch ihr Mann war nach den vielen Ehejahren davon überzeugt, eine „Frau aus Stein" zu haben und benahm sich entsprechend. Und sie litt die ganze Zeit darunter, ohne etwas zu sagen.

Ich fragte sie, ob ihr Mann oder die Kinder die geringste Ahnung davon haben, wie sie sich fühlt. Sie sagte, dass sie über Gefühle auf keinen Fall sprechen kann.

Wir versuchten es deswegen mit Schreiben.

Auf diese Idee war sie gar nicht gekommen. Wir vereinbarten, dass sie ihrem Mann einen Brief schrieb, in dem sie ihn über ihr Gefühlsleben aufklärte. Erst nach zwei Monaten bekam ich eine Nachricht von ihr. Es hatte sehr lange gedauert, bis sie sich dazu entschieden hatte. Die Reaktion ihres Mannes überraschte sie sehr. Er konnte sie sehr gut verstehen und schlug von sich aus vor, sich über ihre Gefühle und Probleme in schriftlicher Form zu unterhalten. Es war für beide sehr romantisch, schön und hilfreich. Der Ehemann lernte seine Frau von einer ganz anderen Seite kennen und lieben.

Wie Sie sehen, ist es nie zu spät über Gefühle zu sprechen.

Übung

Antworten Sie bitte – am besten schriftlich – auf alle Fragen:

1. Welche Gefühle unterdrücken Sie am meisten?

_____

_____

_____

_____

_____

_____

_____

2. Überlegen Sie bitte, wie Sie sich benehmen würden, wenn Sie Ihre Gefühle nicht mehr unterdrücken würden?

_____

_____

_____

_____

_____

_____

_____

3. Gefällt Ihnen Ihr neues Benehmen?

   Wenn ja, was genau?

   Wenn nein, was genau?

   Was können Sie ändern?

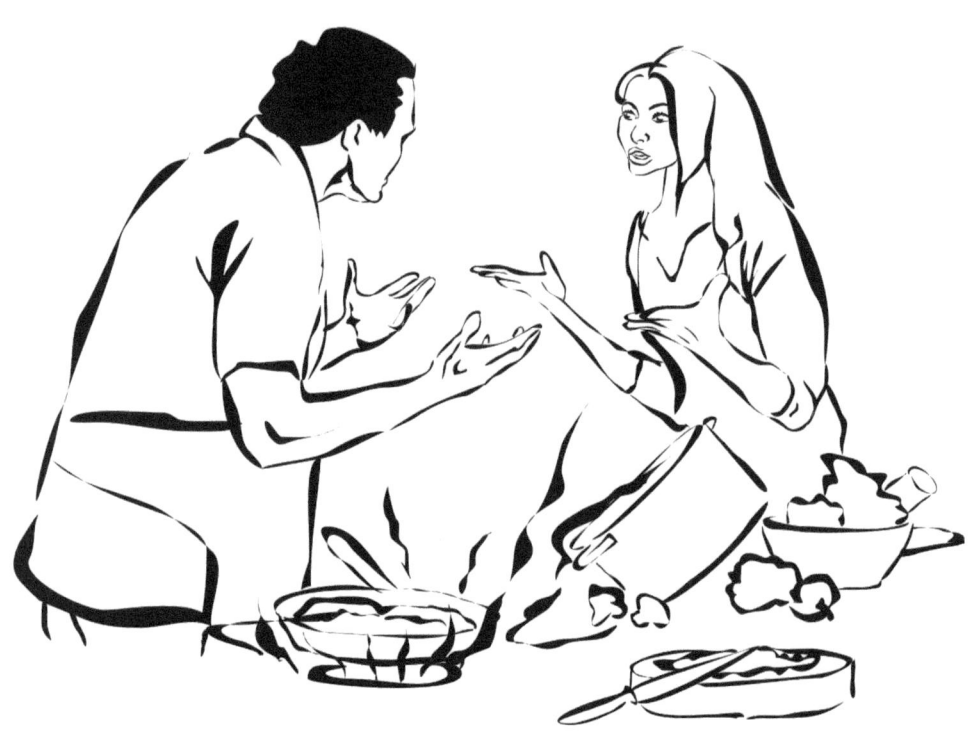

8. Heiß

*„Sinnlichkeit weiß nichts von dem, was sie getan hat.
Hysterie erinnert sich an alles, was sie nicht getan hat."*
Karl Kraus (1874-1936), österreichischer Schriftsteller, Publizist und Satiriker

Vorsicht! Sie könnten sich Ihre Zunge verbrennen!

Heiße Speisen oder Getränke, wie Suppe, Tee oder z.B. Gulasch können Schäden hinterlassen, wenn man sie zu hastig zu sich nimmt. Abgesehen davon ist es für unseren Magen auch gar nicht verträglich. Obwohl fast jeder von uns weiß, dass es so ist, gibt es immer wieder Menschen, die unheimlich gerne sehr heißes Essen verspeisen.

Wie stellen Sie sich heiße Gefühle, heiße Emotionen vor? Ist das brennende Liebe oder Hass? Streit oder Hysterie? Jeder hat sein eigenes heißes Emotionsmenü. Denken Sie an einen Moment in Ihrem Leben, als Sie vor Wut fast hätten explodieren können oder jemand Sie in eine Hysterie getrieben hat. Bestimmt kommt Ihnen Einiges in Erinnerung. Jeder von uns hat ein ganzes Paket von solchen Momenten und Situationen.

Aber warum reagieren wir manchmal so heiß auf bestimmte Situationen in unserem Leben? Klar sind wir sehr unterschiedlich. Wo einer noch nachdenkt, hat ein anderer schon längst reagiert. Einer ist Choleriker, ein anderer Melancholiker, doch wir alle haben mindestens einmal im Leben die Situation erlebt, in der wir vor lauter heißen Gefühlen und Emotionen explodiert sind. War das vielleicht eine Lebenslage, in der man Sie nicht verstehen wollte? Oder Sie dachten, dass man Sie nicht verstehen will? Oder in einem Fall als Sie sich verraten fühlten? Und Sie die Gründe nicht nachvollziehen konnten? Vielleicht kennen Sie eine Person, die auf jede kleinste Bemerkung sehr aggressiv und laut reagiert? Haben Sie Lust mit solchen Menschen viel Zeit zu verbringen?

Jeder hat seine Vorlieben bei heißen Gerichten. Auch Sie. Man versucht zu lernen, damit umzugehen, um so wenig Schaden wie möglich für sich und Andere zu verursachen. Einige unterdrücken ihre Gefühle und Emotionen nur aus einem einzigen Grund, sie haben Angst. Angst allein zu bleiben oder ihren Arbeitsplatz zu verlieren oder…, oder … Sie scheuen sich, ihre Gefühle offen zu zeigen, weil sie so erzogen worden sind oder weil sie mangelnde Fähigkeiten haben, mit Konfliktsituation klar zu kommen. Aber wenn Sie Emotionen ständig unterdrücken, verschwinden sie nicht. Sie bleiben unter der Oberfläche verborgen, wirken jedoch weiter. Sie können sogar ernsthafte Erkrankungen hervorrufen. Wenn Sie aber Ihre Emotionen nicht ständig kontrollieren wollen oder können und an den Anderen abreagieren, dann laufen Sie Gefahr, Ihre Familie, Freunde, Partner, Arbeit zu verlieren und allein zu bleiben.

Was soll man denn nun tun? Jeder entscheidet für sich selbst, was er vom Leben, vom Partner, von seinen Kindern, von Kollegen erwartet. Aggression erzeugt Aggression, Wut erzeugt Wut, Angriff erzeugt Verteidigung, Druck erzeugt Gegendruck. Wollen Sie wie im Krieg leben? Wollen Sie, dass alles um Sie herum brennt und explodiert?

Sie haben das Recht, sich für ein solches Leben zu entscheiden. Nur dürfen Sie nie vergessen, dass es im Krieg immer zwei Parteien gibt und mindestens eine immer der Verlierer ist. Sind Sie sicher, dass Sie nicht zu den Verlierern gehören? Wollen Sie immer noch heiß essen?

Vergessen Sie nicht: Nur der Koch bestimmt wie seine Gerichte schmecken!

Praxisfall
HEISS

Workshop „Probleme in meinem Leben": Eine Frau, 32 Jahre alt, erzählte, dass sie sich erst vor Kurzem von ihrem Partner getrennt hatte. Sie fühlte sich verloren, einsam und unglücklich. Den Ex-Partner beschrieb sie als einen sehr guten Menschen, der sich um sie gekümmert und der sie geliebt hatte. Nach dieser Schilderung hatten wir alle die gleiche Frage: Warum hatte Sie sich denn getrennt? Dazu sagte sie nur: „Er hat mich immer wieder angeschrien. Ich konnte es nicht mehr aushalten".

Auch nachdem sie ihn mehrfach darum bat, sie nicht mehr in einem solchem Ton anzugreifen, hörte es nicht auf. Er versprach es jedes Mal, aber nach kurzer Zeit war wieder alles beim Alten. Jede Kleinigkeit konnte ihn aufregen und „in die Luft gehen lassen". Sie war innerlich sehr verletzt. Einerseits liebte sie ihn noch. Anderseits konnte sie auf diese Art nicht mehr leben. Leider konnte ich in diesem Fall nur trösten und unterstützen, eine solche Wunde braucht Zeit zum Heilen.

An diesem Beispiel wollte ich nur zeigen, wie verletzlich wir sind. Und wie schade es ist, dass eine Liebesbeziehung durch solche unkontrollierbaren Emotionen zerstört wird. Passen Sie bitte auf, was Sie sagen und wie Sie es sagen. Dann wird es bestimmt weniger Verletzte mit einer Wunde im Herzen geben.

Übung

Antworten Sie bitte – am besten schriftlich – auf alle Fragen:

1. Wie oft können Sie Ihre Gefühle und Emotionen nicht unter Kontrolle halten?

___

___

___

___

___

___

___

___

2. Wie fühlen Sie sich nach Gefühlsausbrüchen?

___

___

___

___

___

___

___

___

3. Was würden Sie gerne ändern und wie würden Sie es tun?

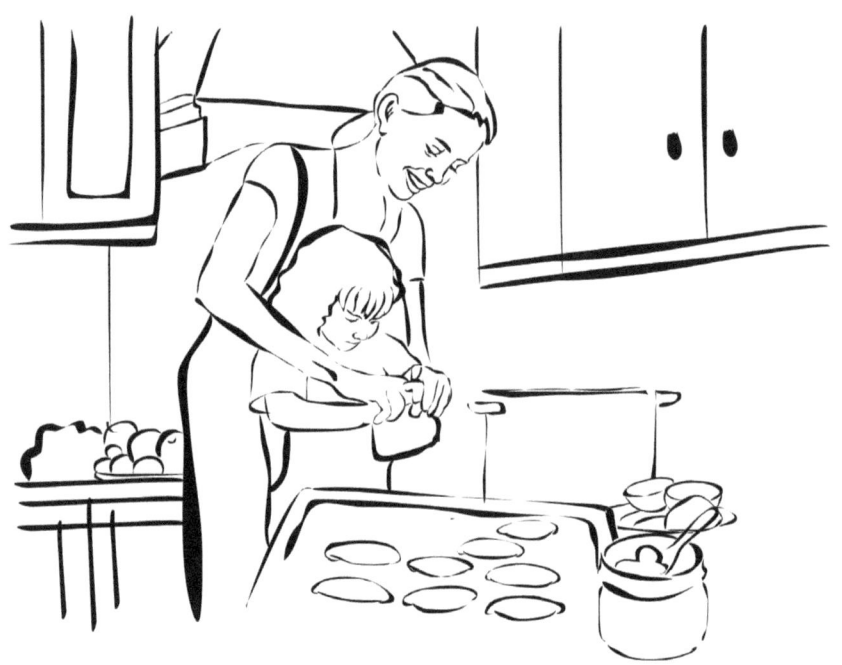

9. Süß

*„Tu zuerst das Notwendige, dann das Mögliche,
und plötzlich schaffst du das Unmögliche."*

Franz von Assisi (1182-1226), Katholischer Heiliger

Torte, Kuchen, Pralinen, Schokolade, Früchte! Habe ich noch etwas vergessen? Mit Sicherheit, denn jeder hat seine Lieblingssüßspeise. Auch Sie haben bestimmt Ihre eigenen Vorlieben bei Desserts!

Dessert bekommt man in der Regel nach einem guten Essen. Ist es Ihnen schon einmal passiert, dass Sie schon beim Studieren des Menüs am liebsten sofort mit dem Dessert anfangen würden? Dennoch müssen Sie geduldig warten, bis alle Gänge aufgegessen sind. Und dann erst kommt der Höhepunkt des Essens, jeder hat seinen eigenen. Worauf freuen Sie sich am meisten nach dem Hauptgang? Vielleicht auf ein Dessertwein oder Digestif oder Käse …

Haben Sie schon versucht, ein Dessert selbst zuzubereiten? Zum Beispiel etwas Einfaches wie Erdbeeren mit Sahne? Da kommen wir mit der Zubereitung gut zurecht. Backen Sie manchmal auch einen Kuchen? Bestimmt, zumindest als Kind zusammen mit der Oma. Trauen Sie sich an eine Torte heran? Das ist schon etwas komplizierter. Denn da hantiert man mit verschiedenen Böden und einer köstlichen Creme, die einiges an Geschick verlangt.

Ich hatte einmal das Vergnügen als Gast eine traumhaft schmeckende Torte zu probieren. Als ich nach dem Rezept fragte, beteuerte die Gastgeberin, es sei sehr, sehr einfach. Das Rezept sei so einfach, dass sogar ein Kind die Torte nachbacken könne. Ehrlich gesagt hatte ich gleich den Verdacht, dass es nicht so einfach sein kann. Wie ich befürchtete, stellte ich nach 15 minütiger Studie des Rezeptes fest, dass meine schlimmsten Vermutungen sich bestätigt hatten. Die Gastgeberin war trotzdem absolut sicher gewesen, dass die Sache ganz simpel ist.

Warum erzähle ich Ihnen diese Geschichte? Ich hoffe, Sie haben keinen Zweifel daran, dass die Zubereitung einer Torte, die unvergesslich schmecken soll, sehr lange dauern kann.

Das bedeutet: Man muss sehr viel Zeit investieren um ein „süßes Vergnügen" zu kreieren. Wenn man so etwas jeden Tag macht, dann ist die Zubereitung irgendwann ein Kinderspiel, denn Sie kennen jeden Schritt genau! Dadurch sind Sie effizienter und routinierter, die Vorbereitung nimmt sehr viel weniger Zeit in Anspruch und Sie fühlen sich viel sicherer als bei der ersten Probe.

Wie sieht es mit Dessert in ihrer „Gefühlsküche" aus? Wie oft bereiten Sie etwas „Süßes" zu?

Eigentlich könnte man jeden Tag ein Dessert genießen, je öfter Sie es zubereiten, desto einfacher ist es dem Rezept zu folgen. Ich hoffe, Sie erwarten nicht von mir, dass ich Ihnen schöne Momente des Lebens aufzähle. Das wäre zu einfach. Ich versuche Ihnen zu verdeutlichen, wie Sie aus ganz einfachen „Zutaten" unseres täglichen Lebens, ein tolles Dessert vorbereiten können. Was bereitet Ihnen im Leben Freude? Haben Sie einen Grund, sich überhaupt über das Leben zu freuen?

Manche meiner Klienten fangen unser Gespräch mit den Worten an: Mein Leben ist unerträglich. Ich habe keinen Grund, mich über mein Leben zu freuen. Alles ist schrecklich. Daraufhin beginne ich mit der Anamnese, das bedeutet, ich stelle dem Klienten ganz einfache Fragen wie:

- An welchen chronischen Krankheiten leiden Sie?
- Leiden Sie an einer unheilbaren Krankheit?
- Welche operativen Eingriffe hatten Sie?
- Arbeiten Sie?
- Wie sehen Ihre familiären Verhältnisse aus?
- Haben Sie Kinder?
- Sind die Kinder gesund?

Haben Sie innerlich auch auf diese Fragen geantwortet? Wie sehen Ihre Ergebnisse aus? Leider wissen wir es sehr oft nicht zu schätzen, was wir haben. Zum Beispiel: unsere Gesundheit! Unsere Familie! Gesunde Eltern und Kinder, Freunde, Arbeit, die uns die Möglichkeit gibt sich etwas Schönes zu gönnen. Und noch vieles mehr, was zu unserem Leben gehört. Kommt es Ihnen bekannt vor? Bestimmt haben Sie darüber gelesen und gehört.

Ich kann Ihnen einen Tipp geben, der Ihnen in solchen Situationen eventuell hilfreich sein könnte.

Sobald Sie sich über etwas beschweren möchten, wie etwa, dass Ihr Lohn zu niedrig ist, schlage ich Ihnen vor, die folgende Technik anzuwenden: Schließen Sie die Augen und stellen Sie sich ein enges Treppenhaus vor. Nach oben führen die Stufen, die Ihnen eine bessere Lebenssituation zeigen, nach unten führen sie in den dunklen, feuchten Keller und der damit verbundenen schlechten Lebenssituation. Platzieren Sie sich. Denken Sie an eine bestimmte Situation in Ihrem Leben. Dann gehen Sie einige Stufen nach unten. Im konkreten Beispiel: Wenn Sie sich über Ihren Lohn beklagen, dann stellen Sie sich bitte vor, dass Ihr Arbeitgeber plant, 50 % der Mitarbeiter zu entlassen. Aber Sie wissen noch nicht genau, zu welcher Gruppe Sie gehören. Wie fühlen Sie sich? Was können Sie sich in einer solchen Situation erlauben? Finden Sie nicht, dass Ihr Lohn doch nicht so klein ist? Wenn das noch nicht anschaulich genug ist, dann gehen Sie noch ein paar Stufen nach unten und stellen sie sich vor, dass Sie Ihre Arbeit verloren haben. Können Sie sich Ihren Lebensstandard jetzt noch leisten?

Oder noch ein anderes Beispiel: Sie sind mit der Arbeitsatmosphäre nicht zufrieden. Steigen Sie einige Stufen herab, Richtung Keller und stellen sich vor, Ihr Chef würde Sie vor allen Kollegen erniedrigen oder Sie würden deutlich spürbar gemobbt. Wie fühlen Sie sich? Finden Sie nicht, dass die Arbeitsatmosphäre gar nicht so schlimm ist?

Alle Beispiele dienen nur dazu, dass Sie etwas verstehen: Jede Situation kann noch schlimmer sein. Genau das ist der Grund, sich über das Heute und Jetzt zu freuen. Über all das was wir haben. Wenn Sie das beherzigen, können Sie das Leben wie ein Dessert genießen! Und zwar jeden Tag!

Vergessen Sie nie: Nur der Koch bestimmt, wie seine Gerichte schmecken!

Praxisfall
SÜSS

Eine Frau, 42 Jahre alt. Sie kam mit folgenden Beschwerden in die Praxis: Niedergeschlagenheit, Interessenlosigkeit, Schlaflosigkeit, Angst um ihre Gesundheit.

Zwei Jahre zuvor hatte die Klientin einen operativen Eingriff aufgrund einer Krebserkrankung überstanden. Heute ist sie aus rein medizinischer Sicht gesund. Doch den Schrecken der Krankheit hat sie noch nicht verarbeiten können. Ihre Familie stand ihr die ganze Zeit zur Seite, aber das erschwerte nur ihren Zustand, weil sie keine Belastung für sie sein wollte.

Schritt für Schritt besprachen wir einige Aspekte ihres Lebens. Wir stellten fest, dass sie immer noch unter schweren Ängsten litt. Den Krebs hatte sie zwar überlebt, aber er ruinierte weiterhin ihr Leben. Sie fühlte sich schlecht, obwohl sie keine gesundheitlichen Probleme mehr hatte, sie war nicht mehr in der Lage das Leben zu genießen.

Schließlich hatte sie beschlossen, mit ein wenig Hilfe etwas zu ändern. Sie wollte wieder Freude am Leben haben und es aktiv gestalten. In den intensiven Gesprächen bei unseren Sitzungen setzte sie sich mit ihren Ängsten auseinander und wich ihren Problemen nicht mehr aus.

Bereits nach vier Sitzungen konnte sie frohen Mutes in die Zukunft sehen. Ich freue mich sehr zu berichten, dass sie heute ein sehr intensives Leben mit vielen Aktivitäten führt.

Übung

Antworten Sie bitte – am besten schriftlich – auf alle Fragen:

1. Wie oft fühlen Sie sich grundlos schlecht gelaunt?

\
\
\
\
\
\
\
\

2. Wie verwöhnen Sie sich?

3. Überlegen Sie, was Sie in Ihrem Leben ändern können, um sich nicht mehr grundlos unglücklich zu fühlen?

_____

_____

_____

_____

_____

_____

_____

_____

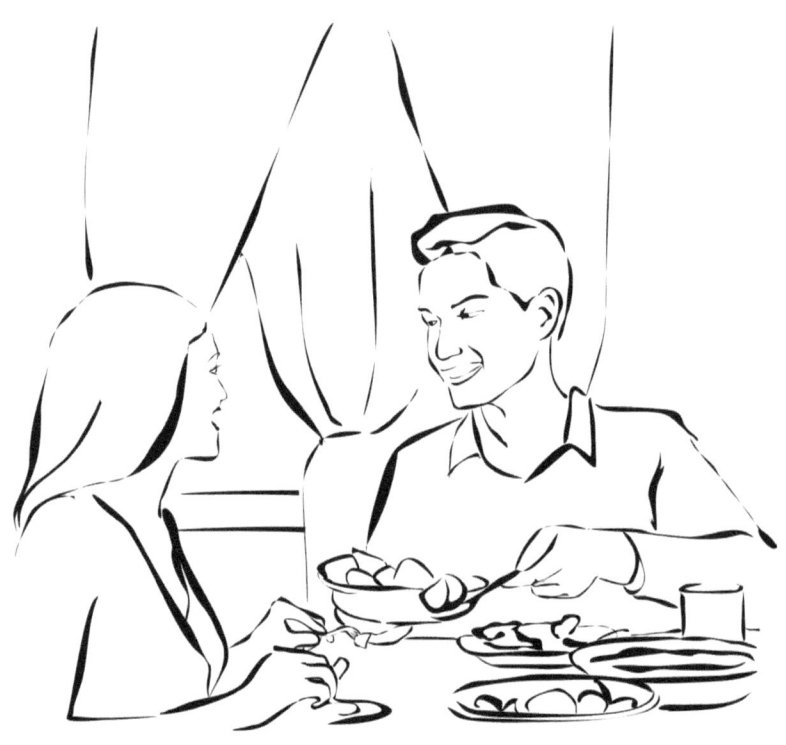

10. Nur für die Genießer

„Verborgene Harmonie ist mächtiger als offensichtliche."
Heraklit von Ephesus (etwa 540-480 v.Chr.)

*„Wo Leib und Seele miteinander in Eintracht sind,
sind alle Werke dem Mensch süß und lustvoll."*
Meister Eckhart (1260-1327), deutscher Mystiker

Oh beneidenswerte Genießer! Gehören Sie auch zu denjenigen, die besser gar nichts essen, als etwas, das nicht schmeckt oder nicht schön angerichtet ist, erst recht nicht gesund ist? Das sind Menschen, die sich selbst lieben. Sie verstehen, dass uns das Leben nur einmal geschenkt wird und wir es genießen DÜRFEN!

Sie können stundenlang in der Küche etwas zaubern, auch wenn sie großen Hunger haben, verschlingen sie kein belegtes Brötchen von gestern, im Stehen, ohne zu schmecken, was sie eigentlich gegessen haben.

Sie sind sogar in der Lage, nach einem stressigen Tag einkaufen zu fahren und sorgfältig die Zutaten für das Abendessen auszusuchen, auch wenn ihr bevorzugter Lebensmittelhändler eine längere Fahrt erfordert, obwohl ein ganz normaler Supermarkt direkt um die Ecke liegt.

Sie können einen ganzen Abend mit einem Glas Wein und duftendem Käse verbringen, es genießen und sich satt und zufrieden fühlen (ohne noch einen Teller Bratkartoffeln um 23 Uhr zu verputzen). Nichts kann sie aus dem emotionalen Gleichgewicht bringen. In schwierigen Lebenssituationen regen sie sich erst dann auf und suchen nach einer Lösung, wenn das Problem tatsächlich aufgetreten ist und nicht schon, wenn das Problem erst vermutet wird.

Sie fragen sich jetzt vermutlich: O Gott, wie kann ich so werden, woher soll ich Zeit für all das nehmen? Es ist doch so langweilig und anstrengend immer gesund und diszipliniert zu sein.

Nun ja, darüber kann man lange diskutieren. Ihre Argumente werden bestimmt sehr überzeugend klingen. Sie werden versuchen, sich und den Anderen zu beweisen, dass Sie keine Zeit für Kochkunst haben und Ihre Probleme viel schwerwiegender sind als die der Anderen.

In der Zeit, in der wir uns darüber streiten und uns ärgern bzw. versuchen unsere Position zu beweisen und überzeugende Argumente vorzubringen, kosten die „Lebensgenießer" das Leben weiterhin voll aus.

Weil es für sie zum eigenen Lebensstil geworden ist, brauchen sie sich keine Mühe mehr zu geben, um jeden Tag so zu leben. Sie brauchen sich nicht zu zwingen, das Fitnessstudio wenigstens einmal im Monat zu besuchen, obwohl schon für ein Jahr im Voraus bezahlt ist. Sie regen sich nicht über nervige Nachbarn auf. Sie sind sich ganz sicher, wenn es mit dem aktuellen Partner nicht klappt, dann klappt es unbedingt mit dem Nächsten.

Leider gibt es ziemlich wenige Menschen, die diese Entwicklung erreicht haben. Wir verwechseln öfter einen Egoisten mit einem Lebensgenießer. Was unterscheidet sie von einander und wie erkennt man diesen Unterschied? Er ist minimal, doch leicht zu entdecken.

Beide Menschentypen lieben sich selbst. Allerdings lebt ein Egoist nur für sich, ohne Rücksicht auf Andere zu nehmen. Die Folgen sind ständige Probleme im Beruf, in der Beziehung, mit Verwandten und Bekannten. Sein Egoismus hat mit der eigenen Wertschätzung nichts Gemeinsames, es ist eher die Überschätzung seiner Person. Kennen Sie solche Menschen? Sie finden immer einen Schuldigen für alles, was in ihrem Leben schiefgegangen ist. Eine sehr bequeme Position, leider hat sie keine Zukunft. Ihre Probleme werden immer wieder in einer ähnlichen Weise auftreten. Bei der letzten Arbeitsstelle war der Chef unerträglich, jetzt sind die Mitarbeiter unsympathisch und so weiter und so fort. Es gibt immer jemanden, der einem das Leben unerträglich macht. Solche Menschen können sehr schnell Sympathien wecken, aber auch genauso schnell enttäuschen.

Ein Lebensgenießer lebt auch für sich, jedoch mit einem kleinen Unterschied - er lebt so, dass ihn alle mögen. Mit ihm ist es einfach zu kommunizieren, er kann Entscheidungen treffen, er kann helfen ohne ein Dankeschön zu erwarten. Er regt sich nicht über alles Mögliche und Unmögliche auf. Denn er strahlt Ruhe und inneres Gleichgewicht aus. Mit solchen Menschen wollen wir in Kontakt kommen, denn Sie sind warm und herzlich. Genau diese Eigenschaften machen sie bei allen Anderen beliebt, was gleichzeitig bedeutet: sie bekommen von den Mitmenschen alles, was sie brauchen, ohne andere zu verletzen.

Das sind die Menschen, die Verantwortung auf sich nehmen und nach dem Motto leben: Kannst du die Situation nicht ändern, ändere deine Einstellung zu diese Situation. Sie haben die wichtigste Lektion des Lebens gelernt – sie können selbst schwierige Situationen positiv bewerten.

Wie unser Leben sich gestaltet, ist unsere Entscheidung. Eine freiwillige Entscheidung. Niemand zwingt Sie, einen Burger unterwegs ganz schnell herunterzuschlucken. Sie haben sich dazu freiwillig entschieden. Auch ist es Ihre Entscheidung, einen stressigen Tag mit Bier und Chips auf der Couch ausklingen zu lassen, anstatt eine Stunde spazieren zu gehen.

Sie und nur Sie haben die Wahl zu bestimmen, was Sie tun und wie Sie leben wollen.

Vergessen Sie nicht: Nur der Koch bestimmt, wie seine Gerichte schmecken!

Praxisfall
FÜR DIE GENIESSER

Dazu kann ich ihnen leider keinen Praxisfall aufführen. Solche Menschen kommen nicht zu mir. Schade eigentlich. Ich würde gerne mehr Menschen mit einer solchen Lebenseinstellung kennen lernen.

Ich schätze mich glücklich, dennoch jemanden zu kennen, der genau nach diesem Grundsatz lebt. Ich liebe die Behauptung: Außer dem Todesfall eines geliebten Menschen kann mich nichts zum Weinen bringen oder mir den Schlaf rauben! Ich überlasse es Ihnen, die Entscheidung zu treffen: Wer wird solch einen Satz sagen? Eine Genießerin oder eine Egoistin?.

Übung

Antworten Sie bitte – am besten schriftlich – auf alle Fragen:

1. Können Sie immer „Nein" sagen, wenn Sie es wollen?

_____

_____

_____

_____

_____

_____

_____

2. Welche Eigenschaften sollten Sie noch bei sich entwickeln, um „Nein" sagen können?

_____

_____

_____

_____

_____

_____

_____

3. Wie würden Sie sich fühlen, wenn Sie es schaffen „Nein" zu sagen?

_____
_____
_____
_____
_____
_____
_____
_____

Zum Schluss möchte ich Ihnen ein Rezept schenken. Ich habe es von meiner Klientin erhalten. Ich hoffe, es wird Ihnen ebenso gut gefallen wie mir.

Nehmen Sie 12 Monate eines Jahres und befreien Sie dieses sehr vorsichtig von Neid, Hass, Trauer, Geiz, Sturheit, Egoismus und Gleichgültigkeit.

Teilen Sie bitte jeden Monat in gleiche Teile. Passen Sie bitte dabei auf die Proportionen auf, jeder Tag darf nur zu einem Drittel mit Arbeit gefüllt werden. Zwei Drittel füllen Sie mit Freude, Humor und Fröhlichkeit.

Fügen Sie noch drei volle Löffel Optimismus hinzu sowie eine Handvoll Hoffnung, ein Löffel Geduld, ein bisschen Höflichkeit und Respekt zu allen.

In diese Mischung geben Sie weiterhin viel Liebe!

Am Ende schmücken Sie das Gericht mit Blumen aus Gutmütigkeit und Aufmerksamkeit. Servieren Sie das bitte jeden Tag. Als Beilage können Sie warme Wörter und ein Lächeln dazugeben.

Guten Appetit.

Leben Sie stressfrei!

Autor

Olga CHITROVA, Heilpraktikerin für Psychotherapie, Stress- und Ernährungscoach, wurde in Litauen geboren. Seit 1991 wohnt und arbeitet sie in Deutschland.

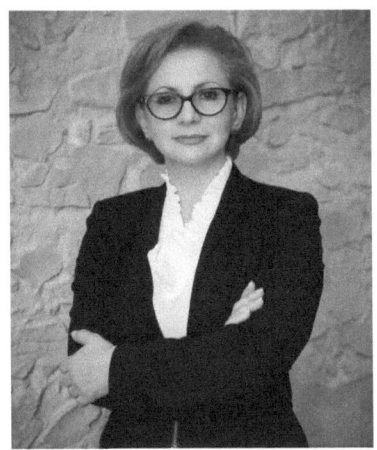

Sie hat den nicht einfachen Weg eines Umzuges und die Etablierung in einem neuen Leben und einer neuen Sprache geschafft. Durch eigene Probleme kam sie zu ihrem Traumberuf. Leidenschaftlich vermittelt sie ihre Kenntnisse und hilft den anderen Lebenskrisen zu überwinden.

„Unser Stress hat viele Gesichter und manchmal sieht die eine oder andere Situation absolut hoffnungslos aus. Stress meldet sich durch Schlaflosigkeit, Heißhungerattacken, unterdrückte Stimmung und noch viele andere Probleme. Aber man kann alles verändern! Hautsache man will es!"

In zahlreichen Workshops, Seminaren, Vorträgen und individuellen Treffen in und außerhalb Deutschlands sowie in Online- und Telefonberatungen hilft die Autorin anderen Menschen, sich und die Ursachen von Problemen zu verstehen. Auch verschiedene Techniken für Selbsthilfe stehen jedem, der es braucht, zur Verfügung.

Weitere Informationen: **www.stress-ernaehrung-frankfurt.de**